Dr Georges BONNET

INFLUENCE

DE LA

THÉRAPEUTIQUE DE L'AVORTEMENT

SUR LES

Inflammations utéro-annexielles post-abortives

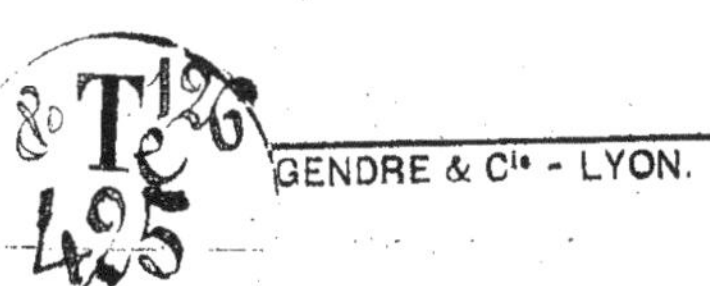

GENDRE & Cᴵᵉ - LYON.

A MON PÈRE ET A MA MÈRE

Bien faible témoignage
de reconnaissance et d'amour filial.

A MES GRANDS PARENTS BONNET

A MES GRANDS PARENTS COLINOT

A MES GRANDS ONCLES ET TANTES
POUILLOT ET TAMY

A MES ONCLES ET TANTES PATERNELS
ET MATERNELS

A MES PARENTS

A TOUS CEUX QUI ME SONT CHERS

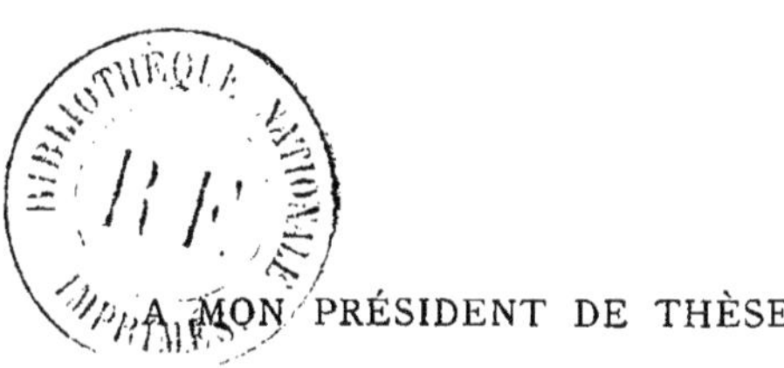

A MON PRÉSIDENT DE THÈSE

MONSIEUR LE DOCTEUR DOYON

PROFESSEUR DE PHYSIOLOGIE A L'UNIVERSITÉ DE LYON

2 B

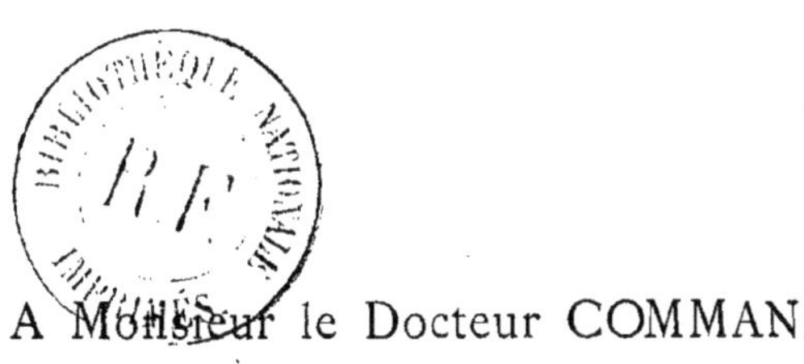

A Monsieur le Docteur COMMANDEUR

ACCOUCHEUR DES HOPITAUX

PROFESSEUR AGRÉGÉ DE LA FACULTÉ DE MÉDECINE

Au moment de terminer nos études médicales, il nous reste un devoir à remplir envers ceux qui, pendant nos années d'étude, nous ont aidé de leurs conseils et de leur enseignement.

Que M. le Professeur Doyon, auprès de qui nous avons toujours trouvé un accueil aussi aimable que bienveillant, soit assuré de notre profonde gratitude. En plusieurs circonstances, il ne nous a ménagé ni son appui, ni ses conseils, ce dont nous le remercions sincèrement et que nous n'oublierons pas.

Il a bien voulu nous faire l'honneur de présider notre thèse, c'est un très vif plaisir qu'il nous a fait. Nous lui renouvelons nos remerciements et lui sommes profondément reconnaissants de ce qu'il a fait pour nous.

M. le docteur Commandeur, accoucheur des hôpitaux, nous a signalé ce travail.

Nous n'avons peut-être pas répondu complètement à son attente. La question n'a peut-être pas, et cela bien malgré nous, toute la netteté que nous sommes habitués à trouver dans son enseignement, mais nous avons cependant fait notre possible pour dégager les points essentiels de ce travail.

Il a été pour nous un maître souvent consulté. Ses conseils n'ont pas été perdus, nous avons mis à contribution son temps et sa peine; qu'il nous soit permis de le remercier sincèrement et chaleureusement.

Nous avons trouvé auprès de M. le docteur Tixier, chirurgien des hôpitaux, un enseigement clair et fécond, un accueil bienveillant, qu'il accepte ici nos remerciements.

M. le docteur Voron, accoucheur des hôpitaux, a bien voulu, en juin dernier, nous permettre de faire un stage dans son service. Malgré notre trop court séjour, nous avons apprécié hautement son amabilité et profité de ses leçons, qu'il soit assuré de notre reconnaissance.

M. le docteur H. de la Dure nous a, pendant notre scolarité, souvent aidé de ses conseils ; nous ne saurions l'oublier, et nous lui en exprimons ici notre bien vive gratitude.

M. le docteur Nordmann, que nous avons connu, malheureusement, à la fin de nos études, s'est mis gracieusement à notre disposition, pour quelques détails de ce travail, qu'il soit assuré de notre amitié.

INTRODUCTION

L'interruption de la grossesse est non seulement un événement fâcheux en lui même, mais est encore, pour la femme, une cause de complications qui doit appeler soigneusement l'attention,

Et nous ne parlons pas ici des accidents immédiats, à grand fracas, des hémorrhagies terribles qui, quelquefois, emportent la malade avant qu'on puisse intervenir, mais des complications tardives, larvées, consécutives à l'avortement.

Il suffit, en effet, que l'avortement se fasse sans hémorrhagie inquiétante pour la femme et son entourage pour qu'on traite cet accident, sinon par le mépris du moins par l'indifférence. Si, par suite de sa position sociale, la malade peut se reposer quelques jours, peut-être le fera-t-elle, mais, le plus souvent, elle reprendra, sans souci, ses occupations.

Cependant, si les accidents immédiats n'ont pas été graves, il n'en existe pas moins des complications tardives qui, pour avoir attendu à se montrer, n'en sont pas moins redoutables, puisqu'elles compromettront d'une façon irrémédiable la vie génitale de la femme.

Nous savons, en effet, la proportion énorme de métrites, salpingites, de déviations utérines qui n'ont d'autre cause qu'un avortement antérieur.

Les premiers symptômes ont pu passer inaperçus, et la femme, qui ne s'est sentie malade qu'à la suite d'une fatigue quelconque, attribue à cette cause occasionnelle l'origine de son affection, en méconnaissant l'influence efficiente, d'un accouchement ou d'un avortement antérieur.

Pourquoi donc l'avortement est-il l'origine, si fréquente, des inflamations de l'utérus et des annexes ?

Il faut en rechercher la cause dans la rétention placentaire ou annexielle, rétention souvent méconnue, car elle ne se manifeste souvent que par un suintement sanguin sans importance pour la femme, qui ne vous consultera que lorsque l'abondance ou la persistance de cette perte l'alarmeront et alors que l'inflamation est définitivement constituée.

Nous allons montrer quelles sont les causes nonbreuses qui font que la rétention est si fréquente dans l'avortement, puis nous examinerons comment la rétention crée l'infection,

A l'exemple de Gerbaud, on peut ranger les causes de cette rétention en trois groupes :

1º Causes anatomo-physiologiques dépendant du développement incomplet de l'œuf et de l'embryon ;

2º Causes anatomo-pathologiques amenant la rétention par l'intermédiaire d'un état pathologique de l'utérus ou de l'enveloppe de l'œuf ;

3º Causes dépendant des interventions maladroites.

Ces dernières mises à part, voyons quelles sont les causes de la rétention :

1º *Causes anatomo-physiologiques.* — Kolliker a très bien étudié ces modifications qui se passent dans la musculature de l'utérus.

La tunique musculaire subit une augmentation d'où dépend l'accroissement de l'utérus. Deux phénomènes concourent à produire cette augmentation : l'accroissement de volume des éléments déjà existants et la formation d'éléments nouveaux. Or, ces formations augmentent à mesure que la grossesse est plus avancée, ce qui fait que plus on se rapprochera du terme de la grossesse, plus la contractilité de l'utérus sera grande.

La rétention sera donc fréquente les premiers mois de la grossesse, alors que la contractilité, par suite de ce que nous venons de voir, est encore peu développée.

La longueur et la rigidité du col, qui n'a pas encore subi les phénomènes qui permettront, à terme, son effacement et sa dilatation, contribueront également pour leur part à retenir le délivre dans la cavité utérine.

Du côté de l'œuf, nombreuses sont également les causes de rétention. Si on étudie les rapports de l'œuf avec la cavité utérine, on voit que si, les deux premiers mois d'adhérence de l'œuf n'est pas très grande ; à partir du troisième mois, les caduques, en se soudant, créent un obstacle extrêmement sérieux. Les adhérences sont alors au maximum ; les phéno-mènes de dégénérescence qui permettront ultérieu-rement un clivage plus ou moins facile entre le pla-centa et la cavité utérine n'ayant pas encore eu lieu ;

2º Les causes anatomo-pathologiques tiennent à des déviations, à des métrites antérieures, des dé-générescences, des états pathologiques spéciaux.

On voit donc combien fréquente peut être la réten-tion du délivre dans l'avortement et, en fait, cette rétention est observée dans nombre de cas.

Voyons maintenant comment s'établit l'infection.

Outre que la rétention est éminemment favorable à l'hémorrhagie, ainsi que nous le montrerons par la suite, elle expose la femme à l'infection, par suite de la décomposition plus ou moins grande du dé-livre.

Cette infection peut survenir dans toute rétention placentaire, si courte soit elle, mais lorsque cette, rétention se prolonge, les accidents s'accentuent.

La présence du placenta dans l'utérus l'empêche de revenir à son état normal, de subir sa régression physiologique. Il reste en état permanent de sub-involution, il reste plus gros et plus mou qu'il ne devrait être. Au lieu de se cacher derrière la sym-physe il la déborde, il reste accessible à la main.

Cet état favorise éminemment les déviations utérines : la rétroflexion, l'anteflexion. Le col reste gros, ouvert, et offre un passage facile aux microbes qui pullulent dans le vagin, malgré les soins que l'on peut prendre pour désinfecter ce conduit. Le placenta et les membranes deviennent alors d'excellents « bouillons de culture ».

Lorsqu'il ne reste que des débris, leur présence irrite la muqueuse, l'enflamme et donne lieu à une endométrite spéciale avec hémorrhagies répétées et abondantes, qui a été bien étudiée dans les *Annales de Gynécologie* de 1895, par Hartmann et Toupet, sous le nom d'endométrite déciduale.

Et cette infection ne se borne pas à l'utérus seul.

Il suffit, en effet, de se rappeler l'origine embryonnaire commune de l'utérus et des annexes pour prévoir que l'infection ira plus loin.

A la fin du second mois de la vie intra-utérine, les canaux de Muller se fusionnent inférieurement pour former le vagin et l'utérus, alors qu'ils restent distincts en haut pour constituer les trompes. Celles-ci ne sont, en réalité, que le prolongement effilé des cornes utérines. Il y a continuité immédiate entre leurs diverses tuniques d'où la possibilité d'une salpingite ascendante consécutive à une métrite.

L'ovaire, relié à la trompe par le ligament tubo-ovarien, et en contact presque direct avec le pavillon, peut, de même, être infecté par voisinage. Enfin, ces organes sont reliés entre eux par des connexions vasculaires et lymphatiques importantes. Il suffit de rappeler les anastomoses des artères et des veines utéro-ovariennes avec les utérines. Quant aux lymphatiques, Lucas-Championnière a montré quelle était leur importance dans la propagation de ces infections de l'un à l'autre organe du système génital.

Il n'y a donc rien d'étonnant à ce que les inflammations utérines soient la grande cause des inflammations des annexes et que, souvent, à une métrite légère succède une lésion des trompes durable. Sans doute on peut mettre assez souvent ce rapport en évidence, mais combien de fois ne nous échappe-t-il pas, soit que la métrite ait masqué l'inflammation annexielle, soit que la salpingite ait prédominé sur la métrite ?

Ces métro-salpingites, dues à la rétention de débris placentaires, sont d'une extrême fréquence.

Jacobi, de Bruxelles, dit que, sur 1000 affections utérines, il a trouvé 600 fois la rétention placentaire en cause. « Retenue dans l'utérus après l'avortement, la caduque subit des phénomènes de régression ou est éliminée par lambeaux avec les lochies. Cette élimination peut se faire sans incidents, mais on voit, le plus souvent, cette rétention devenir le point de départ d'hémorrhagies graves et de septicémie ».

Nous verrons un peu plus loin combien cette opinion est justifiée par les faits que nous apportons dans cette étude.

Les lésions développées par suite de l'infection peuvent ne pas s'en tenir à l'utérus aux trompes et à l'ovaire. Le péritoine peut être infecté et de la façon suivante. Dans une trompe malade, surdistendue par du pus, un traumatisme quelconque, choc, chute, effort violent, palpation un peu rude, créent une déchirure par où le pus s'écoulera. S'il tombe dans le péritoine, il en résultera une péritonite le plus souvent mortelle.

Parmi les observations que nous avons examinées, nous avons relevé deux cas où une péritonite mortelle s'est déclarée à la suite de la rupture d'une poche de pyosalpinx.

Lorsqu'un fragment plus volumineux de placenta se trouve retenu, il peut se greffer sur la paroi utétérine et se scléroser.

On a décrit, sous le nom de faux polypes, des productions pédiculées, saillantes dans la cavité utérine et descendant parfois jusque dans le vagin, s'accompagnant d'hémorrhagies répétées comme dans les vrais polypes. Ces productions, aujourd'hui connues sous le nom de déciduômes bénins, proviennent de la prolifération de débris placentaires.

Il est d'autres productions plus graves. Les villosités choriales restées adhérentes à la paroi utérine, peuvent pousser des prolongements recouverts de cellules mal segmentées, pourvues de gros noyaux et, suivant que l'espace situé au centre de la villosité où se trouvent les vaisseaux et le revêtement périphérique est occupé par du tissu muqueux qui se transforme lui-même en liquide, ou par du tissu embryonnaire sarcomateux, on aura, soit une môle hydatiforme, soit une variété de tumeur plus récemment étudiée sous le nom de déciduôme malin ou sarcôme chorio-cellulaire. Quelque temps après un avortement, disent, dans les *Annales de gynécologie et d'obstétrique*, MM. Nové-Josserand et Lacroix, il se développe dans le corps de l'utérus une tumeur. On pense à une délivrance incomplète, à une métrite *post-abortum*, mais la maladie s'aggrave et la mort survient au bout d'un certain temps: c'était une môle hydatiforme.

On voit donc que nous n'avons pas à plaisir exagéré le sombre tableau des suites de l'avortement.

Sans doute on nous dira, et avec justes raisons, que tous les avortements ne s'accompagnent pas de suites aussi graves, mais il n'en est pas moins vrai que des accidents fréquents: hémorrhagies, métrites, salpingites, déviations utérines, pour ne parler que des plus connus, sont le résultat d'un avortement et non pas, souvent, de ceux qui ont été les plus dramatiques, mais de ceux qui, en apparence, ont été les plus bénins, de ceux où nul souci n'est venu troubler la femme dans sa tranquillité.

Ces accidents sont dus, pour la plus grande partie, à la rétention, accident extrêmement fréquent, souvent ignoré et, par-là même, plus funeste.

Et si, aussi souvent, la rétention s'accompagne d'infection, c'est qu'une grande partie de ces avortements sont des avortements criminels.

Il est bien difficile de donner des chiffres exacts à ce propos et les statistiques fournies à ce sujet sont le plus souvent entachées d'erreur. Le nombre des avortements provoqués est, nous le croyons, beaucoup plus grand que celui donné par les statistiques les plus récentes.

Depuis l'injection d'eau savonneuse en passant par tous les instruments usuels, épingles à chapeau, crochets à tricoter, nombreux sont les moyens employés.

Mais les aveux nets sont rares. Le plus souvent, les femmes avouent alors qu'elles sont très gravement atteintes ou c'est alors l'autopsie qui nous montre une perforation utérine cause d'une péritonite aiguë ou d'une septicémie généralisée.

Il faut donc, en présence d'un avortement, avoir toujours l'esprit attiré de ce côté, les chances d'infection étant plus grandes. Si on a des soupçons, des doutes sur la sincérité de la femme, il est de son intérêt, il est de bonne pratique, de ne pas attendre une infection confirmée, et c'est ainsi que l'on pourra éviter des accidents le plus souvent mortels.

Sans doute très fréquemment les femmes ne viendront, malheureusement, à vous qu'en dernier ressort, mais si quelques-unes, surmontant l'ennui, en somme bien compréhensible, d'un tel aveu, viennent précocement se faire examiner, c'est alors qu'une thérapeutique active devra les récompenser de cette démarche en les mettant à l'abri des terribles complications ultérieures.

Exposé des **DIFFÉRENTES MÉTHODES DE TRAITEMENT**

S'il est une question controversée de pratique obstétricale, c'est assurément celle du traitement de l'avortement et particulièrement de la rétention du délivre et des membranes.

On est frappé, en parcourant la littérature médicale, de la diversité des opinions qui règnent ou ont régné à ce sujet et, si on trouve des médecins qui poussent l'expectation dans ses plus extrêmes limites, on en voit d'autres qui, aussitôt qu'un avortement est en train de se faire, avant même que la poche des eaux ne soit rompue, débarrassent la femme de son fœtus et de son placenta.

Toutefois, à l'heure actuelle, trois grandes méthodes sont en présence, il est vrai, fort inégalement appliquées.

1º Les uns attendent l'expulsion spontanée du placenta et des annexes, ils laissent la femme au lit jusqu'à ce que cette expulsion soit faite.

En attendant, ils se contentent de faire des injections vaginales antiseptiques, afin de prévenir les

complications. Ils s'appuient sur des faits que l'avortement est fort souvent, du moins nous le disons,
en apparence, une affaire bénigne, que le placenta
s'évacue spontanément quand on « sait attendre ».
Si une hémorrhagie survient, ou si l'infection éclate,
ils luttent tant bien que mal contre ces accidents.

Contre l'hémorrhagie, ils auront recours aux
injections vaginales chaudes; contre l'infection à
l'injection intra-utérine chaude et, au besoin, à
l'irrigation continue.

2⁰ Les autres attendent tout d'abord l'expulsion
spontanée, en faisant des injections antiseptiques,
mais, s'il survient un accident, hémorrhagie, élévation de température, ils ne se contentent plus d'opposer des moyens anodins, mais ils débarassent la
femme du délivre : *Sublata causa, tollitur effectus.*

3⁰ Enfin un troisième groupe d'accoucheurs intervient d'emblée avant que tout accident se soit dé-
claré. Ce sont les interventionnistes d'emblée.

L'accord est loin d'être fait entre les partisans
de ces différentes méthodes.

Il semblerait que cette discussion, qui pouvait
avoir son utilité, avant la méthode antiseptique, ait
perdu, depuis l'avènement des doctrines pasteu-
riennes, une partie de son intérêt.

Mais les divers corps se réclament de l'antiseptie,
ainsi que le fait remarquer Gerbaud (1) et, si elle rend

---

(1) GERBAUD. — Thèse d'agrégation, 1886, Monpellier. De
la rétention du placenta et des membranes d'avortement.

l'expectation possible, poussée jusque dans ses plus extrêmes limites, elle rend les opérations des interventionnistes absolument inoffensives.

Cependant le nombre des interventionnistes à beaucoup augmenté et tel médecin est devenu plus hardi, alors qu'autrefois il n'aurait pas osé introduire la main ou un instrument dans la cavité utérine.

Avant l'ère antiseptique il « fallait attendre ». on peut, aujourd'hui tout oser. l'opération que l'on fera subir à la femme étant, avec les précautions d'usage, absolument sûre et sans aucun danger.

Cependant *a priori* nous ne voulons recommander aucune méthode et c'est d'après des faits seuls que nous tirerons des conclusions

DIVISION DU TRAVAIL

Ce travail nous a été proposé par M. Commandeur, professeur agrégé, accoucheur de la Charité de Lyon.

Lorsqu'il nous en parla pour la première fois, il nous dit : » Je n'ai aucune idée préconçue contre telle ou telle méthode ; j'ai un grand nombre d'observations parmi lesquelles vous trouvez des avortements qu'on a laissé évoluer, des avortements où on a fait le curage digital, d'autres où ce curage a été suivi d'écouvillonage, enfin quelques cas où on a pratiqué le curettage. Voyez ces observations et les chiffres nous donneront des idées qui nous permettront de nous faire une opinion ».

C'est dans cet esprit que nous avons entrepris ce travail en ayant recours très souvent au bon vouloir et aux conseils de notre maître.

Parmi les 843 observations que nous avons classées, cataloguées, 328 ont rapport à des avortements où on s'est contenté de lavages, 202 avortements ont été suivis de curage digital, 263 ont été non seulement traités par le curage digital, mais encore par l'écouvillonage ; enfin, une trentaine de cas ont nécessité le curettage.

On nous accordera que ce sont là des chiffres importants et qui peuvent heureusement s'opposer aux cas, souvent peu nombreux, que l'on trouve assez souvent à l'appui d'opinions diverses.

Ces avortements ont eu lieu de l'année 1903 à l'année 1907.

Nous diviserons notre travail en cinq chapitres :

1º En premier lieu, nous examinerons les avortements qu'on a laissé évoluer spontanément ;

2º Dans un deuxième chapitre, nous étudierons les cas où on est intervenu par le curage digital ;

3º Le curage digital, suivi d'écouvillonage, nous permettra de comparer ces deux méthodes : curage digital et écouvillonage ;

4º Quelques cas de curettage seront examinés ;

A propos de chacun de ces chapitres, nous donnerons le tableau et le pourcentage des accidents.

5º Enfin, faisant une revue d'ensemble, nous en tirerons des conclusions.

CHAPITRE PREMIER

Avortements spontanés

Nous avons dit, dans le précédent chapitre, que, sur les 843 cas compulsés par nous et provenant de la première infirmerie de la Maternité de la Charité, à Lyon, nous avions 328 traités par la méthode expectante.

Quand nous disons cela, nous sommes en dessous de la vérité, car si les expectants purs se contentent avant les accidents de lavages vaginaux antiseptiques, nous comptons ici des cas où des injections intra-utérines ont été faites et où, par suite, une thérapeu-tique déjà active a été instituée. Voyons, néanmoins, ce que nous donne cette statistique.

| SANS ACCIDENTS | AVEC ACCIDENTS — Numéros des Observations | | | | | |
| Nᵒˢ des Observations | HÉMORRHAGIES | ACCIDENTS FÉBRILES | | | MÉTRITES | SALPINGITES |
		Accidents fébriles LÉGERS	INFECTIONS LÉGÈRES	INFECTIONS VRAIES		
1, 3, 5, 7, 10, 14, 20, 21, 22, 23, 24, 25, 28, 29, 34, 35, 36, 37, 39, 40, 41, 42, 44, 49, 50, 51, 53, 54, 56, 61, 64, 66, 69, 70, 71, 72, 73, 74, 76, 78, 79, 82, 83, 90, 91, 92, 93, 96, 99, 100, 102, 103, 104, 108, 114, 118, 125, 126, 133, 138, 139, 140, 142, 143, 144, 145, 146, 150, 159, 160, 161, 162, 164, 166, 168, 169, 170, 174, 175, 179, 185, 186, 187, 188, 189, 192, 196, 198, 199, 200, 204, 205, 218, 220, 222, 225, 226, 231, 232, 239, 240, 241, 244, 247, 250, 253, 255, 265, 266, 271, 275, 278, 279, 280, 281, 286, 291, 296, 299, 300, 301, 314, 316, 318, 323, 330, 343, 344.	12, 13, 17, 57, 84, 109, 128, 130, 152, 158, 163, 165, 167, 207, 212, 228, 230, 232, 234, 245, 258, 282, 283, 311, 313, 314.	15, 27, 30, 32, 55, 59, 105, 111, 112, 115, 116, 120, 121, 122, 132, 149, 150, 155, 156, 176, 178, 181, 182, 190, 191, 194, 208, 209, 217, 227, 257, 303, 309, 310, 328, 346, 347, 349.	31, 62, 68, 87, 107, 110, 113, 117, 124, 135, 137, 141, 148, 154, 157, 172, 177, 183, 184, 195, 206, 217, 223, 224, 229, 235, 238, 249, 254, 256, 263, 267, 266, 277, 288, 290, 292, 293, 298, 306, 312, 317, 325, 335, 342, 350.	88, 89, 98, 129, 151, 214, 236, 237, 272, 274. (1) 8, 11, 14, 18, 23, 27, 29 (mort), 35, 42 (mort), 43 (mort), 44, 46 (mort), 48, 52, 54, 59, 61 (mᵗ) 62 (mort), 74, 51 (mort).	26, 45, 47, 48, 173, 180, 248, 200, 294, 315, 320, 338, 345, 351, 352, 353, (1) 5, 12, 21, 33, 38, 68, 80.	4, 11, 19, 43, 58, 81, 131, 134, 197, 202, 203, 204, 259, 268, 285, 307, 319, 321, 322, 323, (1) 1, 2, 3, 7, 9, 40, 41, 45, 47, 52, 56, 63, 64, 69, 70.

(1) Ces numéros que l'on pourra voir répétés, proviennent d'observations spéciales, qui avaient été classées directement dans les infections post-abortives.

Pour résumer ce tableau, nous avons :

Sans accidents...................... 129, soit 39 %

Avec accidents.. {
  Hémorrhagies......... 26 — 9 %
  Accidents fébriles légers 38 — 11 %
  — vrais. 28 — 9 %
  Infections légères...... 46 — 13 %
  — graves...... 30 — 9 %
  Métrites.............. 23 } 58 18 %
  Salpingites........... 35 }

On est frappé, tout d'abord, par la proportion considérable des accidents.

Sur 528 cas, en effet, 129 seulement n'ont été suivis d'aucun accident, c'est-à-dire que près de deux femmes sur trois ont eu, par suite de leur avortement, des suites pathologiques.

Nous estimons que, contrairement à bien des auteurs, ce n'est pas quelque chose à dédaigner.

Mais on ne manquera pas de nous objecter que bien des femmes qui ont avorté chez elles et où aucune suite fâcheuse n'est survenue, échappent à notre statistique qui est trop élevée. Nous répondrons que ces observations étant prises dans un service où en grande partie les femmes sont soignées à titre gratuit, représentent du moins, pour un certain milieu, le côté vrai de la question. On n'hésite pas, dans une certaine classe à recourir à l'hôpital d'autant plus souvent que l'on ne paye rien et que l'ennui que l'on avait autrefois, ennui et effroi de l'hôpital, s'est bien effacé aujourd'hui.

Nous estimons donc que cette proportion représente, à peu de chose près, la vérité sur les avortements spontanés qu'on a laissés à eux-mêmes.

Il nous reste à montrer, à propos de chacun des accidents qui sont survenus, les conséquences qu'ils ont eues ou peuvent avoir, et à donner également des explications nécessaires.

1º *Hémorrhagies.* — C'est un phénomène fréquent de l'avortement.

Si nous en avons ici, en somme, un petit nombre, cela tient à plusieurs raisons que nous allons expliquer.

Nous n'avons mentionné que les hémorrhagies après l'expulsion fœtale, l'hémorrhagie des suites de couches, ne faisant pas entrer celles qui se sont produites avant l'avortement et qui ont pu le déterminer.

Cela nous semble logique, car nous voulons montrer ici non pas les accidents qui peuvent compliquer la grossesse, mais bien ceux qui sont le résultat d'un avortement laissé à lui-même.

De même, nous ne trouverons pas ici les hémorrhagies, parfois formidables, qui éclatent brusquement alors que la malade a déjà repris ses occupations. Cette complication redoutable, dont nous avons noté quelques cas, nous la retrouverons quand nous reparlerons des interventions, car elle a nécessité alors une thérapeutique active. Faisons remarquer, dès maintenant, cependant, la possibilité de ces grandes hémorrhagies compliquant des rétentions méconnues ou dédaignées et traitées par des lavages ou des injections.

Ce que nous avons noté ici, ce sont ces hémorrhagies tenaces, ces suintements légers, parfois inter-
mittents mais revenant avec une persistance déses-
pérante.

Ils semblent bien être la caractéristique de la
rétention, comme le fait remarquer Gerbaud. Cette
intermittence traduit bien le travail successif de
l'utérus pour éliminer les annexes, travail lent,
pénible, interrompu par des moments de repos de
l'utérus qui semble reprendre haleine pour de nouveaux efforts.

Or, ces écoulements insignifiants, alors même
qu'ils ne nécessitent pas, par la suite, une intervention, ne sont pas inoffensifs.

Outre l'anémie consécutive inévitable qui en
résulte et qui met la femme en un état de déchéance,
préparant le terrain à l'infection, cette dernière est
encore favorisée par la présence de caillots, la béance
du col et la stagnation sanguine inévitable avec ce
genre d'hémorrhagies.

2º *Accidents fébriles légers.* — Sur les 38 cas
que nous avons notés sur les 328 observations, 28
seulement doivent être retenus, nous verrons ce
qu'il faut penser des dix autres.

Si on s'en tient à ces 28, on voit que, dans 9 %o des
cas, la femme, sans être infectée d'une façon positive,
n'en avait pas moins une disposition fâcheuse à faire
de l'infection et il est probable que ce sont ces cas qui,
en ville, alors qu'une surveillance rigoureuse ne peut
pas être instituée, ont donné quelquefois, par suite

d'imprudences commises, de graves complications.

Quant aux dix autres cas, nous ne pensons pas qu'il faille, pour les expliquer, faire intervenir les phénomènes infectieux.

Ces élévations de température se sont produites le jour même de l'avortement, pour tomber le lendemain.

M. Nordmann (1), dans une communication faite au nom de M. Commandeur, en rapporte 6 cas. Nous en avons trouvé encore quatre observations qui nous paraissent devoir être rangées avec les précédentes.

Nous ne voudrions pas passer sous silence cette intéressante communication qui a, croyons-nous, une importance assez considérable.

Dans les observations ainsi signalées, on ne notait avant l'avortement aucune température. La tempépérature s'élevait au moment de l'avortement, pour baisser immédiatement après, soit en 24 ou 48 heures, soit en ligne droite, soit moins franchement avec 2 clochers, le second moins élevé que le premier.

La température accompagne donc la contraction utérine. Elle ne peut être expliquée par un phénomène étranger à l'avortement, les malades ayant été examinées au point de vue médical.

Elle ne peut être expliquée par de l'infection, car les malades, en dehors de cette température,

(1) COMMANDEUR et NORDMANN.— *Lyon Médical*, n° 23, page 1081, année 1907.

n'en ont présenté aucun signe. Elles n'ont eu ni malaises généraux, ni langue saburrale, ni rapidité du pouls qui ne monte guère au-dessus de 90 et est en dissociation manifeste avec la température.

En outre, comment admettre une infection qui disparaît en 48 heures sans laisser de traces ?

Mais, un des cas précités est particulièrement intéressant. Une simple menace d'avortement, provoqua une poussée de température dépassant 38°. La malade se rétablit, tout rentra dans l'ordre et, quinze jours plus tard, un second travail, celui-là aboutissant à un avortement, se déclarait. La température atteignit 39° et tout redevint normal 24 heures après.

Dans ces cas, il est impossible d'incriminer l'infection et le travail doit être mis en cause. Néanmoins, les faits cités ne sont que des exceptions, et il aurait été intéressant de savoir si, dans leurs grossesses antérieures, ces femmes avaient eu de la température au moment du travail, c'est ce qu'il a été malheureusement impossible de savoir.

Ces faits sont intéressants. Ils ne concernent point rien que la pathogénie, ils ont une grosse importance pour la conduite à tenir.

En effet, que ce soit le phénomène mécanique du travail qui provoque la température ou que, suivant une opinion émise par M. Patel, cette élévation thermique puisse être mise sur le compte de la résorption sanguine par analogie avec ce que nous voyons se produire dans certaines fractures, cela n'a qu'un intérêt théorique ; il est probable, d'ailleurs, que ces deux phénomènes peuvent être invoqués simultanément ; mais ces faits ont encore une grosse importance dans la conduite à tenir.

Souvent on amène à l'hôpital des femmes ayant de la fièvre et des hémorrhagies. Le diagnostic de grossesse étant posé, la tendance naturelle est de songer à un avortement fait, à de la rétention placentaire avec infection.

Si la grossesse est peu avancée, il sera difficile, en effet, de savoir si l'expulsion a eu lieu ou non. Les observations prouvent qu'il faut savoir songer à un avortement imminent et attendre au moins 24 heures. Le curage digital doit céder le pas à l'abstention et aux lavements laudanisés, cela d'autant plus que, très vite, la question est jugée.

Un autre enseignement peut en être tiré. C'est que toute femme enceinte présentant une poussée de température, doit être surveillée de très près, un avortement étant, dans ce cas, possible et, une fois prévu, parfois évitable.

3º *Infections légères.* — 46 cas soit 13, 5 % se sont accompagnés de légères infections. Que sont devenues ces femmes ultérieurement ? C'est ce que nous ne pouvons savoir, nos recherches n'ayant pu avoir de bases solides que lorsque nous nous sommes appuyés sur des faits observés pendant le court séjour des malades à l'hôpital.

Les résultats éloignés ne sont donc pas connus. Mais un certain nombre de mentions « sorties avec décharge », nous permettent de penser que la santé ultérieure de ces malades, qu'on ne considérait pas comme guéries, n'a pu être que fâcheusement influencée par ces infections naissantes.

4º *Infections vraies*. — Sur les trente observations que nous avons cru devoir ranger sous cette dénomination, sept morts viennent encore assombrir le tableau.

Ce ne sont donc pas toujours « des accidents bénins » que ces avortements, puisqu'ils fournissent une proportion assez notable de morts. Il est vrai que l'on avait affaire peut-être à des avortements provoqués, particulièrement septiques, mais il faut, nous l'avons dit, toujours penser à la possibilité de ces cas si nombreux et il nous semble alors que, au moindre doute une thérapeutique active doit être instituée.

Quant aux infections, elles ont nécessité des séjours prolongés à l'hôpital, vingt jours, un mois et plus. Elles ont été, dans tous les cas, des incidents extrêmement fâcheux et qu'il importe de veiller de très près.

5º *Métrites et salpingites*. — Parmi les accidents, suites d'avortement, ces deux affections, si elles ne sont pas les plus graves, n'en méritent pas moins l'attention.

Car si, après une infection légère, une infection grave même parfois, la malade sort définitivement guérie, il n'en est malheureusement guère souvent de même quand l'une ou l'autre de ces maladies a fait son apparition.

Ce sont, en effet, des affections essentiellement rebelles, sournoises, à évolution souvent extrêmement lente, mais également tenaces.

Comme nous l'avons signalé au commencement de cette étude, une métrite insignifiante amènera parfois à sa suite des lésions irrémédiables des trompes, et quelquefois une salpingite bénigne aura pour conséquence une métrite durable.

Très souvent toute la vie génitale ultérieure de la femme s'en ressentira fortement et, sans parler de ces femmes, demi-infirmes, qu'une lésion utérine ou annexielle force le plus souvent à garder le lit, ou condamne à souffrir continuellement, nombreux sont les cas de stérilité où ces inflammations utéro-annexielles doivent être mises en cause.

Or, ces complications, que nous n'avons pas vu généralement signalées à part, dans les complications de la rétention post-abortive, sont cependant fréquentes.

Pour notre part nous en apporterons 58 cas sur 328, c'est-à-dire 18,5 %.

Ces inflammations ont été notées pendant le séjour des malades à l'hôpital, c'est-à-dire qu'elles ont été la suite immédiate d'un avortement laissé à lui même.

Nous estimons qu'il n'y a pas lieu de s'en désintéresser et que les cas, toujours bénins, que signalent les expectants ne sauraient s'accomoder de lésions aussi graves.

Quoiqu'il en soit nous ne tirerons pas encore d'idées de ce tableau. Nous nous contenterons de si-gnaler les cas.

Nous allons voir maintenant ce que nous ont donné les autres méthodes appliquées par les mêmes mains et dans les mêmes conditions.

Moyens d'intervention divers dans l'avortement

Après avoir montré le nombre considérable d'accidents, à la suite des avortements qu'on a laissé évoluer, il nous reste à envisager d'une façon d'ensemble, les diverses méthodes qui ont été, tour à tour, préconisées quand on a voulu intervenir.

On a eu recours, soit aux doigts ou à des instruments propres à détacher et à sortir de la cavité utérine le placenta et les membranes qui y étaient retenus, soit à des moyens qui, en provoquant un nouveau travail, permettraient aux contractions utérines de chasser l'arrière-faix.

Disons, tout d'abord, que cette méthode nous paraît insuffisante, car nous avons exposé que l'utérus, par sa faible musculature à l'époque de l'avortement n'a pas l'énergie nécessaire à ce temps difficile.

« L'expulsion du fœtus n'est rien, celle du délivre est tout », a dit Gueniot.

Or, si le premier travail, alors que l'utérus avait encore toute son énergie, n'est pas arrivé à débarrasser la cavité utérine de son contenu, ce travail supplémentaire qu'on lui imposera, alors que la femme est souvent affaiblie, sera, le plus souvent, inefficace.

En outre, si cette méthode a des chances dans les cas de rétention totale, elle sera, le plus souvent, impuissante à décoller les petits fragments de membranes d'une rétention parcellaire.

Cependant, il est intéressant de signaler les différents moyens employés, car nombre de médecins avaient et ont encore recours à eux.

On a donné d'abord l'ergot de seigle. Nous ne nous étendrons pas longtemps sur ce médicament à action si connue et si souvent mise à contribution.

On est d'accord, aujourd'hui, pour ne plus donner de l'ergot tant que la cavité utérine contient quelque chose.

Cela se comprend facilement car, en faisant contracter l'utérus, le placenta ou les fragments retenus sont alors totalement incarcérés.

C'est, suivant une pittoresque expression, « enfermer le loup dans la bergerie ».

Le sulfate de quinine a plus de partisans et Cordes et Schwab le donnent à la dose de 1 gramme à une demi-heure d'intervalle.

Les ballons excitateurs ont été aussi employés et Potocki a été un des champions de cette méthode.

Nous ne nous attarderons pas plus longtemps et nous aborderons le deuxième chapitre de notre travail, où nous étudierons 201 cas dans lesquels on a pratiqué avec le doigt l'extraction du placenta et le curage de la cavité utérine.

CHAPITRE II

Curage Digital

L'extraction à l'aide des doigts du placenta retenu dans la cavité utérine, remonte, ce semble, à la plus haute antiquité.

Il paraît très logique que l'homme se soit servi d'abord de l'instrument que la nature avait mis à sa disposition, avant de recourir à des instruments fabriqués.

Hippocrate enseigne qu'il fallait porter la main dans l'uterus pour détruire les adhérences *post-partum* et il est probable que la conduite était la même après l'avortement.

Moschion, l'abréviateur de Soranus d'Ephèse, pose la question suivante :

« Si les secondines n'arrivent pas, que faut-il faire ? » Et il répond ainsi : « Si l'orifice est encore ouvert, l'accoucheur introduira la main gauche et, dans quelque partie de la matrice qu'elles se trouvent, si elles sont détachées, il les saisira et les amènera au dehors avec le secours des contractions de la femme. Si elles sont encore adhérentes, il fera de légers mouvements de la main à droite et à gauche et les amènera en suivant la direction de la matrice.»

Ambroise Paré, le premier, donne des règles précises. Il veut qu'il ne demeure dans l'utérus aucune portion de l'arrière-faix. Il le fait même préventivement « pour obvier et éviter les accidents prédits ». Pour ce faire, dit-il, « la sage-femme mettra doucement sa main dans la matrice, ointe d'huile ou de quelque axonge et suivra le nombril qui lui servira de guide pour prendre l'arrière-faix et séparera le placenta s'il est encore adhérent contre le fond de la matrice *avec les doigts seulement* le tournant de côté et d'autre et le tirera non par violence, comme font les folles et idiotes matrones, car en tirant rudement on peut rompre et dilacérer quelques veines, artères et ligaments nerveux où la dite matrice est attachée, dont le sang sort et étant sorti de ses propres vaisseaux se corrompt et se putréfie, cause inflammation, apostème, gangrène et par conséquent la mort. »

Mauriceau (1668, Maladies des femmes enceintes) intervient dans les cas d'hémorrhagies.

Nous passons les nombreux auteurs qui se sont occupés de cette question, pour arriver à Guéniot qui, en 1867, dans un bulletin publié à cette époque, décrit, sous le nom de toucher utérin ce qu'on désigne aujourd'hui sous le nom de curage digital et, s'il rejette cette méthode, c'est simplement à cause de ses difficultés opératoires.

En France, cependant, l'expectation était la règle, alors qu'en Angleterre Hall-Dawis, Tyler Smith déclaraient n'avoir jamais eu d'échec avec le doigt. Tyler Smith, en particulier, dit qu'il ne peut guère se présenter de cas dans lesquels l'embryon ou les membranes, retenues dans la cavité utérine, ne puissent être détachées et extraites avec le doigt.

Simpson Duncan en est nettement partisan, pour couper court aux accidents d'endométrite.

Muller en est également partisan et en pose les indications d'une façon précise.

Un grand nombre de thèses, d'articles ont également paru sur ce sujet. Nous nous bornerons, pour terminer cette longue question, à citer le livre de Pinard et Wallich sur le Traitement de l'infection puerpérale (1896) et où ils disent pratiquer le curage digital dans les avortements suivis d'accidents infectieux, ne pratiquant le curetage instrumental que si, malgré cela, la température monte encore. Nous signalerons encore la communication de Maygrier à la Société obstétricale et gynécologique de Paris, le 8 juillet 1897, qui déclare que le curage digital est le procédé d'extraction par excellence du placenta abortif et de ses débris.

Nous avons examiné 202 observations se rapportant à des cas où le curage digital avait été fait.

Nous exposons, dans la page suivante, le tableau où ont été notés les accidents et les cas où, grâce au curage digital, des améliorations *immédiates* ont été

constatées. Comme nous l'avons fait pour les avorte-
tements spontanés, nous donnerons, à propos de
chaque catégorie, les explications qu'elle comporte.

CURAGE DIGITAL. — Nombre : 202

LA FEMME AVAIT DE LA RÉTENTION SANS ACCIDENTS		LA FEMME AVAIT DE LA RÉTENTION AVEC HÉMORRHAGIES		LA FEMME AVAIT DES SIGNES D'INFECTION					
				LOCHIES FÉTIDES		INFECTION			
PAS D'ACCIDENTS	ACCIDENTS fébriles légers	PLUS D'ACCIDENTS	ACCIDENTS fébriles légers	CHUTE de température.	INFECT	CHUTE DE TEMPÉRATURE	INFECTIONS LÉGÈRES	INFECTIONS VRAIES	Métrite et Salpingite
1, 4, 7, 23, 45, 76, 77, 85, 91, 106, 108, 113, 116, 119, 123, 134, 140, 152, 164, 213, 216, 217, 222, 225, 52, 56, 126, 130, 133, 137, 138, 157, 159, 182, 184, 185, 191, 204.	128 136	2, 3, 25, 32, 36, 46, 50, 54, 58, 61, 64, 67, 68, 72, 73, 75, 78, 80, 83, 84, 86, 87, 97, 100, 110, 111, 114, 117, 121, 124, 131, 135, 146, 153, 154, 162, 166, 172, 173, 180, 189, 190, 192, 193, 196, 199, 201, 204, 206, 210, 218, 219, 220, 221, 224.	47, 48, 60 84 200 205	5, 8 24, 65 63 112	214	10, 11, 12, 14, 17, 21, 27, 28, 31, 33, 43, 49. 53, 59, 62, 69, 70, 81, 90, 92, 93, 94, 95, 98, 99, 101, 102, 104, 105, 109, 122, 125, 144, 148, 155, 141, 145, 147, 150, 158, 161, 163, 167, 170, 171, 178, 179, 180, 181, 186, 188, 197, 198, 202, 203, 211, 226.	15, 26, 30, 38, 40, 41, 42, 51, 88, 132, 139, 143, 169, 175, 187, 195, 212, 215.	6, 9 (mort) 18, 19 20, 21 24 (mort) 26, 28 (mort) 49 55 (mort) 31 (mort) 36 (mort) 71 (mort) 96 (mort) 103 115 142	15 16 17 58 66

Sur 202 avortements, on a donc pratiqué le curage digital d'emblée sans que la femme ait présenté encore de l'infection ou tout autre accident, 43 fois.

Cette statistique est facilement comparable à celle que nous avons examinée précédemment et dans laquelle on a laissé l'avortement sans autre traitement que des lavages.

Or, dans le premier groupe (avortements spontanés), nous voyons que 169 cas sur 328 n'ont pas été suivis d'accidents, soit seulement dans 39 % des cas.

Ici, où on a pratiqué d'emblée le curage digital, on note 41 cas sans accident, soit 95 % et encore les accidents fébriles qu'on a notés par la suite ont été absolument bénins. *Point d'accidents annexiels* d'aucune sorte, *point d'hémorrhagies* après ces interventions d'emblée ; les femmes ont très rapidement quitté l'hôpital et aucune n'est revenue, comme nous l'avons noté quelquefois après un avortement qu'on avait laissé évoluer, pour une hémorrhagie grave, ou de l'infection.

On nous montrera, en regard de cette statistique vraiment concluante, un grand nombre de cas où il y a eu de l'infection et même des morts.

Mais, ici, il s'agit de s'entendre. Les 190 cas qui restent portent sur des femmes infectées en arrivant, et c'est même ce qui nous a permis de dire que le pourcentage des accidents dans les avortements qu'on laisse aller, est bien plus grand que celui que nous avons donné et que nous sommes restés bien en dessous de la vérité.

Ces 160 femmes sont venues, parce qu'*ayant eu un avortement et s'étant contentées de lavages*, elles ont eu, au bout de quelques jours, ou bien une hémorrhagie grave, ou de la fièvre, ou que les lochies étaient fétides et il n'est pas étonnant alors que, malgré le curage digital nous ayons quelques cas d'infection. quelques métrites et même des morts.

Prenons cependant les résultats fournis et voyons ce que sont devenues ces femmes, je le répète, infectées à leur arrivée.

Dans 64 cas, la femme avait de la rétention avec des hémorrhagies, hémorrhagies pour lesquelles elles venaient.

Dans 56 cas, l'hémorrhagie a cessé aussitôt après l'intervention, c'est-à-dire que sur 100 cas, 87,5 ont vu les phénomènes cesser totalement.

Nous avons, il est vrai, 12,5 % des cas où on a noté quelques accidents fébriles, mais ces accidents, peu graves d'ailleurs, peuvent être mis sur le compte de l'infection antérieure. *On n'a noté aucun phénomène du côté de l'utérus ou des annexes.*

Enfin, des femmes venues avec des lochies fétides, ont vu ces phénomènes cesser dans 87 % des cas.

Quant aux infections bien caractérisées, les femmes ayant plus de 38° à l'entrée, on a 105 observations.

Dans 58 cas, l'intervention a amené une chute *brusque* de température, c'est plus de 60 % des cas améliorés de suite.

Dans 18 cas, on a noté des infections légères, des températures de 38° environ et enfin, 29 infections graves ont continué à évoluer malgré le curage digital. Huit morts sont à enregistrer, mais, le plus souvent, le curage digital a été fait *in extremis*, alors que la malade était considérée comme perdue.

On a noté seulement cinq cas de méirite ou d'annexite.

Si on met en parallèle ce chiffre insignifiant, en regard de celui que nous avions précédemment, le contraste est saisissant.

Dans une première série, où on ne fait rien, 18 % des femmes ont eu des accidents utéro-annexiels, dans l'autre seulement 2,4 %. Tout commentaire nous semble inutile et ne servirait qu'à affaiblir la valeur de ce rapprochement.

Nous ne saurions mieux faire que de mettre en un petit résumé le pourcentage des cas observés. Plus que notre grand tableau il frappera l'esprit et les conclusions s'en dégageront mieux.

La femme avait de la rétention sans accidents 43 cas.	Pas d'accidents.... 95 % 41		
	Accidents fébril. lég. 5 % 1		
La femme avait de la rétention avec hémorrhagies 64 cas.	Plus d'accidents.... 87,5 % 56		
	Accidents fébril. lég. 12,5 % 8		
La femme avait de la rétention avec infection. 105 cas.	Loch. fét. 7	Plus d'ac. 87 % 6	
		Ac. lég. 14 % 1	

$$\text{Infections } 95 \begin{cases} \text{T. baisse .. } 60\ ^o/_o \\ \qquad 58 \\ \text{Infect. lég. } \quad 18\ ^o/_o \\ \qquad 18 \\ \text{Infect. grav. } \quad 27\ ^o/_o \\ \qquad 29 \end{cases}$$

Métrites et annexites : 5 cas.

Que répondront à ces chiffres, les partisans de la doctrine de l'attente ?

Diront-ils que leur méthode n'offre aucun danger ?

On a noté, dans ces observations, des malades amenées profondément anémiées à la suite d'une hémorrhagie foudroyante, hémorrhagie qui menace toujours la femme tant qu'il reste quelque chose dans la cavité utérine.

Mettez la femme au lit, disent les expectants, et aucun accident ne se produira et, s'il s'en produit, il sera facile de les atténuer. Peut-être pour l'hémorrhagie, mais croyez-vous être ainsi à l'abri de l'infection ?

En outre, il n'est pas toujours possible de tenir la femme au lit d'une façon rigoureuse. Parmi les observations que nous avons examinées, nous avons noté quelquefois de petites poussées de température et, plusieurs fois, cette remarque était faite : levée imprudente.

Si la possibilité de garder une femme au lit à l'hôpital est assez souvent réalisée, grâce non seulement à un personnel de choix, mais aussi à la crainte qu'a la malade du médecin traitant, il n'en est plus de même en clientèle où, bien souvent, non seulement l'entourage ne vous seconde pas, mais, encourage au contraire, la malade à la désobéissance.

La sécurité toute relative que disent avoir les médecins expectants par le séjour au lit, est donc souvent illusoire et à ce sujet, qu'il nous soit permis de rapporter ici un cas tellement typique que nous n'avons pu résister au désir de le signaler. Nous le tenons de source sûre, il nous était, d'ailleurs, connu avant que nous ayons entrepris ce travail.

Une femme fait une fausse couche de quatre mois environ. Le médecin, appelé, ordonne quinze jours de repos au lit.

Au bout de quatre jours la femme, « qui ne se sentait pas malade », se lève et va travailler. Elle prend une perte considérable qui la cloue quinze jours au lit.

Depuis cette époque elle a eu continuellement des douleurs » et, il y a quelque temps, a dû être opérée d'urgence pour une salpingite.

Quand une femme est au lit, qu'elle ne perd plus, qu'elle ne sent plus aucun malaise. elle a une tendance toute naturelle a enfreindre les ordres du médecin et cette apparence de bénignité trompeuse n'est pas un moindre argument contre ce séjour prolongé au lit.

En outre, il ne faut pas perdre de vue, que garder une femme quinze, vingt jours, un mois au lit, dans une inaction presque absolue, est priver, surtout dans une certaine classe, le foyer d'une directrice utile. C'est faire perdre un temps précieux et très, souvent, malgré tout, ne pas préserver la femme de maladies ultérieures.

Dès maintenant, nous pouvons dire que les deux méthodes sont jugées et entre l'expectation coupable et l'intervention active, le doute ne saurait être permis.

L'intervention au moyen de curage digital n'a jamais été suivie d'aucun accident; non seulement notre statistique, portant sur les cas où le curage a été fait d'emblée, en fait foi, mais d'autres statistiques le prouvent également. Quant aux accidents infectieux ou hémorrhagiques, les preuves irréfutables contrôlées par le thermomètre que nous avons apportées, ne permettent pas, à ce sujet, le moindre détour.

Si on est d'accord pour reconnaître que le curage digital, fait bien entendu, avec les précautions aseptiques d'usage, est inoffensif, on a cependant cherché à lui adresser des reproches que nous allons examiner rapidement.

Devées, en Amérique, n'admettait pas la possibilité de l'intervention manuelle dans les cinq premiers mois, parce que, disait-il, la cavité utérine, est trop petite pour admettre la main ou le doigt.

Pour la main soit, mais trop nombreux sont les cas où un ou deux doigts ont été introduits pour que cette objection soit valable.

D'autres regardent ce curage comme insuffisant ; nous verrons plus loin ce qu'il faut en penser, mais nombre d'auteurs ont fait cette opération sans que jamais, disent-ils, on ait eu à la refaire. Naturellement, comme toute opération, elle demande de l'attention, mais, à cette condition, elle est toujours suffisante.

L'objection de Pajot, qu'il faudrait avoir les doigts démesurément longs, ne paraît guère sérieuse. Celle de Martinow, basée sur l'asepsie difficile des doigts est tout à fait à rejeter. On lui reproche d'être douloureux, mais c'est là un bien mince reproche, si on met en regard les conséquences d'une infection possible, de plus on peut et doit même endormir toutes les fois que cela sera possible.

Enfin, pour nous résumer, nous dirons que aucune objection sérieuse n'a été faite contre cette opération simple, ne nécessitant aucun instrument, aucun matériel et nous concluons que c'est une bonne intervention que tout médecin devrait pouvoir faire et devrait faire.

Nous allons exposer brièvement le manuel opératoire.

Manuel opératoire. — On mettra la femme en position obstétricale, sauf les cas d'hémorrhagie où tout déplacement sera évité.

Si le temps ne presse pas, on procèdera à une désinfection minutieuse du vagin et de la vulve. Le cathétérisme vésical sera fait. L'avant bras et la main de l'opérateur soigneusement brossés et lavés, seront enduits de vaseline et introduits dans le vagin.

L'index de la main ,ainsi introduite, va alors à la

recherche du col et l'introduction est, en général, possible immédiatement.

Le doigt glisse avec douceur à l'intérieur de la cavité utérine entre la masse formée par les annexes fœtales plus ou moins infiltrées de sang et le tissu utérin. La délimitation entre les deux est en général facile, il existe comme un plan de clivage.

Le décollement se fait par des mouvements en coupe papier, si l'adhérence est minime; si l'adhérence est forte, on attaque avec l'ongle. L'extraction est quelquefois le temps le plus ennuyeux, car il s'agit de faire sortir par le col une masse souvent trop volumineuse par son degré de dilatation.

On cherche à l'attirer au dehors avec le doigt replié en crochet, mais, lorsque les débris sont peu volumineux, ils flottent alors de ci de là dans la cavité utérine et fuient sous le doigt qui veut les retenir.

On pourrait il est vrai, les extraire en les saisissant avec une pince et en tirant au dehors, mais c'est un procédé qui n'est pas sans danger.

Mieux vaut avoir recours à une petite manœuvre, signalée par Maygrier, que recommande Budin et qui consiste à comprimer l'utérus avec deux doigts introduits dans le cul-de-sac postérieur du vagin. Avec l'autre main on appuie sur la face antérieure de l'utérus, à travers la paroi abdominale.

Cette expression, *abdomino-vaginale* fait, le plus souvent sortir, sans avoir recours à d'autres moyens le placenta qui tombe pour ainsi dire dans la main de l'accoucheur.

Cette opération est, comme on le voit, en somme assez simple.

On fera bien de faire une anesthésie générale, car, outre la possibilité de faire ainsi une opération plus complète, on épargnera ainsi à la femme un moment assez douloureux.

En faisant ainsi et avec les réserves d'usage, c'est-à-dire si on a soin de faire une opération aseptique, c'est là une opération sans aucun danger pour la femme et qui ainsi que nous l'avons vu, coupera court souvent très brusquement à des phénomènes infectieux en évolution.

CHAPITRE III

Curage digital. Ecouvillonage

Dans ce troisième chapitre où sont réunis 263 cas d'avortement traités par curage digital suivi d'écouvillonage, nous montrerons non seulement que ce procédé est encore supérieur à l'attente, mais nous l'opposerons au précédent et, les deux tableaux étant absolument superposables, nous verrons quel est au point de vue des résultats celui qui est le meilleur et que nous devons garder.

Auparavant il nous faut dire quelques mots sur ce que l'on entend par écouvillonage.

L'écouvillonage est le nettoyage de la cavité utérine au moyen d'un instrument inventé par Doléris et nommé écouvillon.

L'écouvillon se compose d'une tige métallique souple, terminée, sur une longueur de 10 à 12 centimètres par un bout garni de crins solides qui forment une sorte de cylindre hérissé de mille pointes ou dents capables d'entamer un tissu peu résistant ou de râcler très complètement la cavité utérine.

« Je ne saurais mieux, dit Doléris, comparer cet instrument qu'à ceux qui servent à débourrer les pipes, ou ceux dont les sommeliers usent aussi pour nettoyer les bouteilles encrassées.

« J'ai voulu en faire construire qui fussent pourvus de pointes métalliques, mais je n'y ai trouvé aucun avantage ».

Ces écouvillons sont de volume, de force et de longueur variés ; la souplesse et la résistance des crins varient également.

L'écouvillon, comme le reconnaît bien Doléris, ne remplace pas la curette, ni le curage. Il donne cependant un bon coup de balai, « le coup de balai de la fin ».

Bien que son auteur lui-même reconnaisse son insuffisance, employé seul, Carteret (1), en l'employant prophylactiquement, en a eu d'excellents résultats.

Cet instrument, qui ne détache que la muqueuse, peut être employé en toute sécurité par ceux qui craignent la perforation. « On traite, dit Doléris, la curette d'instrument brutal et aveugle, eh ! bien vous n'en direz pas tant d'un balai de crin qui peut vous rendre, à peu de choses près, les mêmes services. J'ai inventé l'écouvillon pour le traitement de

---

(1) CARTERET. — De l'écouvillonage préventif dans l'avortement Th. de Paris 1900, n° 42.

l'endométrite chronique. J'y avais vu un instrument
propre au râclage et un porte topique tout à la fois.
Je le trouvais supérieur à la curette dans ce cas. Je
suis naturellement arrivé à l'utiliser dans les suites
de couches pathologiques de l'avortement et de
l'accouchement dans la même intention et les mêmes
raisons. Si vous ne voulez pas de la curette, prenez
l'écouvillon, et il conclut sur cette boutade : « Moi je
garde les deux ».

Il est évident, *a priori*, que cette intervention est
supérieure à la précédente, puisqu'elle permet un
nettoyage plus complet de la cavité utérine. Le
curage digital luttera victorieusement contre le
phénomène hémorrhagie, l'écouvillon contre l'infection, les deux se compléteront heureusement. Voyons
maintenant les résultats de cette méthode.

CURAGE DIGITAL ECOUVILLONAGE.— Nombre : 263

LA FEMME AVAIT DE LA RETENTION SANS ACCIDENT		LA FEMME AVAIT DE LA RETENTION AVEC HEMORRHAGIES		LA FEMME ETAIT INFECTÉE					
				LOCHIES FETIDES		INFECTIONS			
PAS D'ACCIDENT	Accidents fébriles légers	PLUS D'ACCIDENT	Avec fébriles lég.	CHUTE DE Températ.	ACCIDENT Fébril. ég.	CHUTE DE TEMPÉRATURE	INFECTIONS LÉGÈRES	INFECTIONS VRAIES	METRITES ET Salpingites
49, 69, 78, 82, 83, 84, 93, 94, 103, 100, 111, 121, 145, 149, 154, 166, 179, 189, 195, 197, 210, 216, 246, 251, 276, 287, 252. 196, 211, 220, 227,	122, 137 231	1, 9, 11, 12, 20, 23, 25, 26, 27, 30, 32, 34, 35, 38, 40, 41, 43, 54, 55, 63, 64, 73, 76, 86, 90, 92, 105, 108, 112, 124, 125, 129, 131, 134, 135, 139, 140, 142, 146, 147, 150, 151, 152, 156, 163, 168, 173, 177, 178, 182, 193, 201, 202, 204, 205, 209, 212, 213, 217, 218, 222, 228, 229. 230, 238, 241, 244, 245, 250, 254, 262, 265, 269, 273, 275, 286, 288	29 81 141 283	4 58 66 65 113 24 158 226	52 206 277	2, 3, 4, 5, 6, 13, 19, 21, 22, 36, 42, 50, 53, 57, 67, 59, 75, 65, 67, 71, 72, 76, 77, 79, 80, 60, 48, 89, 19, 18, 10, 8, 87, 88, 89, 91, 95, 96, 97, 99, 101, 102, 107, 110, 117, 118, 119, 128, 131bis, 148, 152, 157, 161, 164, 165, 170, 181, 190, 191, 192, 198, 199, 203, 207, 214, 215, 221, 203, 233, 234, 255, 236, 237, 240, 242, 243, 247, 248, 251bis, 253, 255, 256, 257, 258, 260, 267, 261, 266, 270, 271, 274, 279, 280, 281, 284,	7, 14, 44, 51, 68, 70, 104, 106, 127, 143, 160, 171, 175, 223, 224, 239, 263, 264, 268	33 mort 32 — 33 — 73 — 75 — 78 — 79 —	62 114 144 186 282 285

Nous ne reprendrons pas au long, pour cette catégorie, la discussion que nous avons faite à propos du parallèle à établir entre l'intervention et l'abstention.

Nous nous bornerons à dire que, là encore, sur 36 cas où on est intervenu d'emblée, sans qu'aucun phénomène infectieux ou hémorrhagique ait intervenu, on a 33 ou 91 % des cas où on n'a noté aucun incident ; de sorte que, si on additionne les chiffres des deux catégories, on arrive à environ 93 % de réussites dans les cas où on n'a pas attendu. Mettons en regard les 39 % des cas sans accidents, quand on laisse l'avortement se continuer, les deux chiffres ont leur éloquence. Et encore, avons-nous dit ce chiffre, de 39 % est un chiffre bien au-dessus de la vérité puisque un grand nombre d'accidents n'ont pu être comptés, car ils ont forcé à intervenir et sont dès lors passés dans une autre catégorie.

Nous ne croyons pas devoir insister et nous comparerons maintenant les deux méthodes.

Nous reproduisons ici un tableau identique à celui que nous avons fait pour le curage digital ; il nous permettra de bien comparer les chiffres.

Après le curage digital, suivi d'écouvillonage, on note :

La femme n'avait pas d'accid.	Pas d'accidents.... 91 %
36	33
	Acc. fébriles....... 9 %
	3

La femme avait rétent. avec   Plus d'accidents ... 95 %
hémorrhagies.   79
84   Accidents fébr. lég.   5 %
                               4
La femme avait de la rétent.   Loch. fét. T. baisse 80 %
avec infection.   10   8
                               Acc. féb. 20 %
                               2
                               Infections /T. baisse 81 %
                               128   \ 94
) Inf. lég. 14 %
) 18
                                          | Inf. gr. 12,5 %
                                          \ 16

Métrites et salpingites, *6 cas*, sur 323 observations.

Nous voyons, par la simple inspection de ce tableau, que, surtout pour les infections, le curage digital avec écouvillonage a été suivi d'un plus grand nombre de succès, 26 %, de plus de températures brusquement en défervescence. La proportion d'infections légères est également diminuée et, si les infections graves et les morts sont à un taux aussi élevé que dans le curage digital, il faut, croyons-nous, en rechercher la raison dans ce fait que les femmes étaient très gravement infectées et perdues quand on est intervenu.

On note seulement un pourcentage un peu plus élevé que dans le curage digital simple et cela quand on est intervenu sans qu'il y ait accident. Cet écart est, d'ailleurs, peu sensible, et les accidents fébriles bénins que nous avons fait entrer en ligne de compte peuvent parfaitement être mis sur le compte d'un choc opératoire un peu plus complet.

Nous nous hâtons d'ajouter que ces accidents fébriles ont toujours été extrêmement bénins. *De métrites, de salpingites, nous n'en avons point trouvé à* la suite des interventions d'emblée, alors que la proportion est si élevée dans les avortements spontanés. Si on en retrouve, c'est chez des femmes arrivant infectées et on peut se rendre compte, par leur petit nombre, à la suite de cette opération, de la diminution qu'elles ont subi ; *de 18 % on tombe à 2 1/2 %* avec le curage digital suivi d'écouvillonage.

Ce dernier procédé a donc donné d'excellents résultats, supérieurs à ceux du curage digital simple, comme il était facile de le comprendre. Nous n'avons pas voulu, cependant, nous appuyer que sur des faits. Ils ont confirmé l'opinion que nous avons, c'est donc au curage digital suivi de l'écouvillonage que nous donnerons la préférence toutes les fois que l'on soupçonnera une rétention partielle ou totale du délivre et, à plus forte raison, lorsque cette rétention ne fera aucun doute pour le médecin.

Nous décrirons sommairement le manuel opératoire de l'écouvillonage en le faisant précéder de quelques remarques au sujet des modifications que l'on a apportées à l'écouvillon.

Manuel opératoire. — Les écouvillons en crin avaient le désagrément de se ramollir dans l'eau bouillante ; aussi, on a imaginé de remplacer les crins par des côtes de plumes qui sont beaucoup plus solides. Ce changement est, maintenant, presque adopté partout, mais nous voudrions indiquer la

légère modification que M. Commandeur a apportée
à l'écouvillon de Budin. Cette modification, très
simple, est en même temps très utile.

Elle consiste en la réduction de moitié, six centimètres au lieu de douze, de la surface râclante de
l'écouvillon.

Voici les raisons de cette modification : si, au terme
de la grossesse, l'écouvillon long, celui de Budin,
doit être conservé, il n'en est plus de même dans
l'avortement, dans un utérus de trois ou quatre mois.

A ce moment, la hauteur de l'utérus est en somme
assez réduite. Introduisons l'écouvillon ordinaire
dans la cavité utérine. L'instrument, par suite de sa
longueur, ira buter au fond de la cavité, ainsi que le

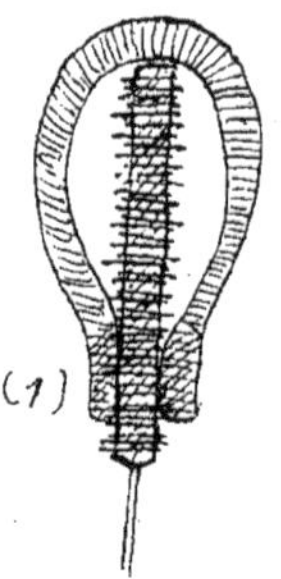

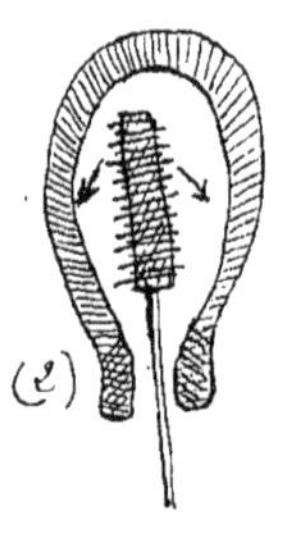

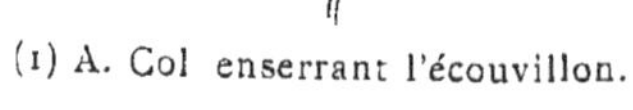

(1) A. Col enserrant l'écouvillon. B. Col n'enserrant plus l'écouvillon
qui est libre de la cavité uté-
rine.

montre la figure A, avant que toute la partie râclante
soit entrée dans l'utérus ; le col prendra donc l'écou·
villon et le serrera. Or, en plus de l'inconvénient du
râclage du col quand on tournera l'écouvillon, les
mouvements de latéralité nécessaire pour nettoyer

les cornes utérines ne pourront être effectués, l'instrument ne pouvant se déplacer, maintenu qu'il est par la rétraction du col sur lui.

C'est pour obvier à cet inconvénient que M. Commandeur a fait réduire à six centimètres la hauteur de la partie râclante.

De la sorte, seule la tige métallique supportant les côtés de plumes, est dans le col ; toute la partie active de l'écouvillon, est dans l'utérus et les mouvements de latéralité nécessaires pour explorer et curer la cavité utérine sont possibles, le col n'étant plus rétracté et n'enserrant plus la partie râclante de l'écouvillon.

L'écouvillon aseptique est pris de la main droite, les deux doigts index et médius de la main gauche étant dans le col ; on glisse l'instrument dans le col et, une fois pénétré, on place la main gauche sur le fond de l'utérus. On tourne l'écouvillon et on le porte dans les cornes utérines. Le plus souvent des débris ramenés montrent toute l'utilité de cette opération que l'on peut renouveler deux ou trois fois.

En résumé, le curage digital suivi d'écouvillonage est un procédé simple facilement applicable, supérieur au curage digital simple. C'est celui que nous préconisons.

CHAPITRE IV

Curettage

Avant Récamier qui, en 1846, se servit de la curette, on avait certainement eu recours à des appareils pour extraire le délivre.

Mauriceau, entre autres, nous dit :

« Si, nonobstant cela (l'extraction du placenta), le flux de sang était si excessif qu'il mît la femme en danger très prochain de la vie, alors le chirurgien, ayant introduit le doigt indice de sa main gauche, prendra de sa droite un instrument appelé « bec de grue », ou plutôt une tenette, le bout de laquelle il glissera le long de son doigt, pour tirer dehors avec cet instrument, le corps étrange qui est dans la matrice, prenant bien garde à ne la pas pincer et observant que l'instrument soit toujours conduit par ce doigt premièrement introduit, lequel fera distinguer et connaître par son attouchement le corps étrange d'entre la substance de la matrice. Ainsi faisant, ne le pouvant pas autrement, il ne laissera pas d'en venir à bout. Je me suis avisé de faire un pareil instrument, après m'être trouvé en une bonne occasion où il m'aurait bien servi si je l'avais eu ».

Nous ne ferons pas ici l'histoire de la curette ni de ses différents modèles, le petit nombre d'observations que nous avons, d'ailleurs, une vingtaine environ, ne nous permettent pas de nous faire une idée sûre de la question. Nous donnerons seulement ici l'opinion de M. Commandeur, opinion basée sur un bien plus grand nombre d'opérations, et que nous sommes heureux de reproduire.

Nous voulons auparavant examiner les reproches que l'on a fait à cet instrument.

1º La curette est aveugle, a-t-on dit. Sans doute, quand elle est maniée par un main inexpérimentée, mais un opérateur avisé ne manquera pas de points de repère pour savoir où il est.

Il suit d'abord avec le doigt, suivant le vieux précepte de Mauriceau.

En outre la résistance rencontrée, le cri spécial qu'elle donne contre le tissu utérin le renseigneront exactement.

2º Le curettage est une opération incomplète. Pas toujours d'abord et, si on a soin de faire une révision avec le doigt, on peut aisément achever son opération.

3º Le curettage est difficile, il nécessite souvent des manœuvres préalables, telles que abaissement du col, dilatation.

La dilatation est, en général, assez grande pour introduire une curette. Quant à l'abaissement, il est indolore et sans danger. Doléris dit l'avoir employé un grand nombre de fois, et cela d'autant plus facilement, que le relâchement des ligaments de l'utérus gravide permet un abaissement facile. Geneisteix, faisant l'objection que cet abaissement répété peut entraîner une disposition fâcheuse aux prolapsus, Miraschi lui répond qu'il a pratiqué cet abaissement 1, 2, 3 et même 8 fois chez la même femme sans inconvénients.

La curette, bien maniée, avec discernement, n'est donc pas dangereuse. Sans doute, dans des utérus très près du terme, ramollis ou rendus friables par l'infection, cet instrument est dangereux et ne saurait être recommandé.

Il n'en est plus de même dans les premières semaines de la grossesse jusqu'au troisième mois, par exemple, alors que l'utérus a conservé une fermeté encore considérable.

Lorsqu'on aura affaire à des rétentions extrêmement adhérentes, quand ni le doigt, ni l'écouvillon, n'auront pu triompher d'une adhérence ovulaire, un coup de curette sera alors, dans les premières semaines de la grossesse, d'une utilité incontestable autant qu'inoffensive.

C'est à cette méthode que s'est rallié M. Com-

mandeur, et nous devons dire que, dans les 20 observations de curettage que nous avons eues sous les
yeux, non seulement cette opération ne s'est accom-
pagnée d'aucun accident, mais encore que la malade
s'est fort bien trouvée de cette intervention.

En résumé, nous avons montré quelle proportion considérable d'infection et quelquefois d'inflamma-tion à longue échéance nous fournissent les avor tements spontanés.

Nous avons vu, d'autre part, les bons résultats fournis par l'intervention, non seulement quand on intervient d'emblée, mais même lorsqu'on intervient pour une infection ou une hémorrhagie suites d'un avortement qu'on a abandonné à lui-même. Nous croyons que les chiffres que nous avons mis en regard, convaincront mieux que tous les raisonnements qu'on aurait pu faire valoir en faveur de l'une ou l'autre méthode.

Sans doute, nous n'avons pas, aussi bien par le curage digital que par le curage digital avec écouvillonage ou le curettage, mis la femme à l'abri de tout danger. Nous ne prétendons pas avoir trouvé un moyen héroïque et heureux dans tous les cas. Une femme gravement infectée ne sera pas sûre d'échapper à la mort, après une intervention quelle qu'elle soit.

La médecine n'est pas faite d'absolu et personne ne conteste la valeur du traitement rabique ou du sérum de Roux, bien que ces traitements ne soient pas dans tous les cas efficaces. Il est des cas où, malheureusement, la science sera longtemps, peut-être toujours, impuissante et, si l'esprit du peuple ne peut parfois comprendre cette vérité médicale, habitué qu'il est à voir que tel cause produit tel effet d'une façon mathématique, nous croyons que ceux qui savent nous comprendront facilement.

Le curage digital est donc un bon moyen pour prévenir les incidents post-abortifs. L'écouvillonage, en permettant un nettoyage plus complet de la cavité utérine, sera le complément heureux de cette méthode.

Quant au curettage, il sera réservé à des cas rares ou le doigt et l'écouvillon n'auront pu vaincre certaines résistances dans l'adhérence placentaire ou membraneuse.

Aucun accident n'a accompagné le curage digital avec écouvillonage quand on l'a appliqué de parti-pris, d'emblée, aussitôt que le travail de l'avortement a été arrêté. Des accidents graves ont pu, dans une très grande proportion, être enrayés par cette méthode, c'est donc à cette intervention que nous aurons recours toutes les fois que l'on voudra vider et curer la cavité utérine.

CONCLUSIONS

1º La rétention totale ou partielle du délivre au cours de l'avortement est un accident fréquent.

2º Les hémorrhagies, les infections généralisées et les inflammations de l'utérus et des ses annexes sont la conséquence fréquente de cette rétention.

3º L'avortement spontané, considéré habituel lement comme complet s'accompagne souvent de retention parcellaire du délivre, qui favorise l'infection de la cavité utérine et se trouve ainsi l'origine d'un très grand nombre de métrites et d'annexites.

4º L'abstention de toute thérapeutique dans les cas de rétention certaine ou même probable ne saurait être légitimement préconisée.

5º L'intervention de choix pour vider l'utérus et prévenir ou enrayer les accident d'hémorrhagie ou d'infection est le curage digital suivi de l'écouvillonnage. L'intervention est facile lorsqu'on la pratique peu de temps après l'expulsion du fœtus, car on profitera de la dilatation temporaire du col.

6° Le curage digital suivi d'écouvillonage doit être pratiqué dans tous les cas de rétention certaine ou probable du délivre.

7° Le curettage instrumental doit être réservé aux avortements avec retention des premières semaines jusqu'au troisième mois environ, Son indication prin cipale sera surtout fournie par un toucher intra-utérin de contrôle, suivant le curage digital et l'écou-villonage. Lorsque ce toucher démontrera qu'il reste encore des débris ovulaires adhérents à l'utérus, l'empioi de la curette sera alors justifié.

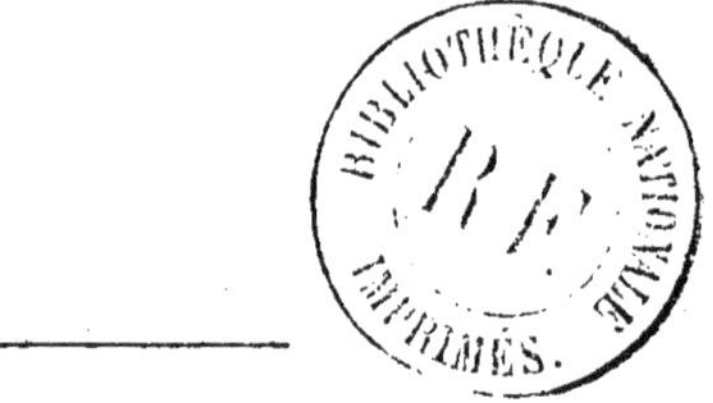

BIBLIOGRAPHIE

Pozzi.— Traité de gynécologie. (Etiologie des métrites et des salpingites).

Giraud. — Quelques considérations sur la rétention placentaires post-abortive et son traitement. Th. de Bordeaux 1897-98.

Bard. — La pratique de l'art des accouchements. Avortement, page 559.

Cambriel.— De la conduite à tenir dans la rétention placentaire après l'avortement. Thèse Montpellier 1897-98.

Gerbaud. — De la rétention du placenta et des membranes dans l'avortement. Thèse d'agrégation, Montpellier 1886.

Boursier. — Précis de gynécologie.

Colomxy. — Recherches sur la rétention placentaire dans l'avortement ; exposé, traitement. Thèse de Paris, 1897-1898.

Miot. — Conduite à tenir dans la rétention placentaire après l'avortement. Thèse Paris 1897-1898.

Gueniot.— *Bulletin de Thérapeutique* (1867), tome 73.

Mygrier.— *Annales de Gynécologie et d'Obstétrique,* 8 juillet 1897.

Pinard et Wallich.— Traitement de l'infection puerpérale (1896).

Doleris. — Communications.

Carteret. — L'écouvillonage préventif dans l'avortement. Thèse Paris 1900.

Lorier. — Traitement de la rétention non compliquée. Thèse Paris 1902.

Hamon. — Contribution à l'étude du traitement des complications de l'avortement. Thèse Paris 1895-96.

Hadon. — Du curage digital dans l'avortement. Thèse Nancy. 1896-1897.

Genesteux. — Traitement des avortements. Thèse Paris 1886.

Wisard. — De l'intervention chirurgicale dans la rétention après avortement. Thèse Paris 1887-78.

Commandeur et Nordmann. — Communication au *Lyon Médical*, n° 23, 1907, page 1080.

TABLE DES MATIÈRES

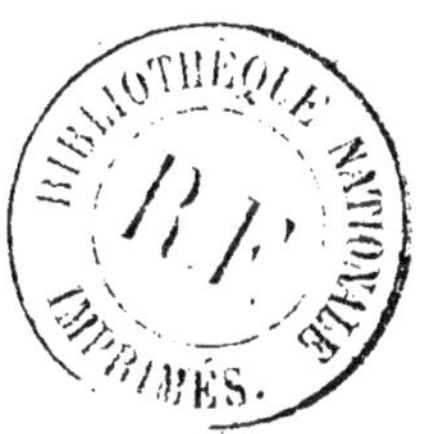

Imp. P. LEGENDRE & Cᵉ, 14, rue Bellecordière, LYON